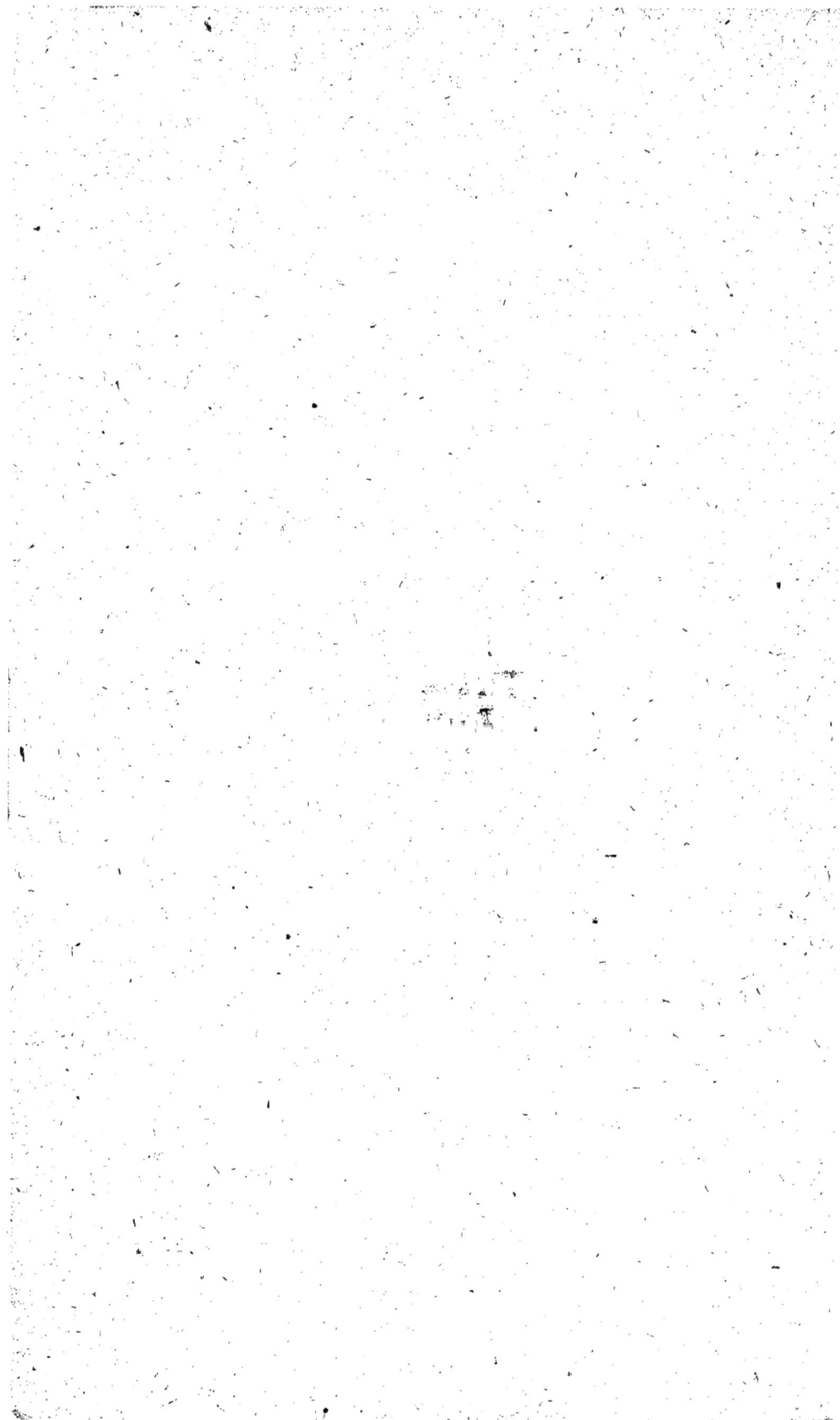

# NOTES ET OBSERVATIONS PRATIQUES

SUR

# LA DYSENTERIE ET LA CHOLÉRINE ;

## FORMULES ;

TRAITEMENT DE LA CHOLÉRINE PAR LA QUININE UNIE
AUX ASTRINGENS ;

### PAR M. PAUL DE MIGNOT,

Docteur en médecine de la faculté de Paris, membre de la Société médicale
d'émulation de Bordeaux.

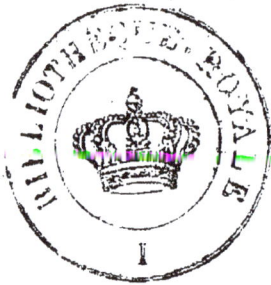

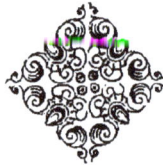

BORDEAUX,

IMPRIMERIE DE BALARAC JEUNE, RUE DU TEMPLE, 7.

—

1847.

# NOTES ET OBSERVATIONS PRATIQUES

SUR

# LA DYSENTERIE ET LA CHOLÉRINE;

## FORMULES;

### TRAITEMENT DE LA CHOLÉRINE PAR LA QUININE UNIE AUX ASTRINGENS.

## PREMIÈRE PARTIE.

### § Ier. — *Considérations générales.*

Avant tout il est essentiel d'expliquer ce que nous entendons par l'expression assez vague de dysenterie. On désigne généralement sous ce nom un état complexe, dont le symptôme principal consiste en des selles glaireuses ou sanguinolentes, accompagnées de ténesme, ordinairement précédées d'une douleur vive ou obtuse autour de l'ombilic ou vers les régions hypogastrique et lombaire. Nous pensons qu'on doit comprendre sous cette dénomination toute irritation intestinale accompagnée d'évacuations douloureuses. On ne s'étonnera pas que nous rejetions le mot colite, qui nous semble désigner trop exclusivement une inflammation locale du colon. D'ailleurs, la rapidité avec laquelle peut se déclarer cette affection sous l'influence d'une vive impression morale, son caractère contagieux quelquefois assez prononcé, l'insuffisance ou même les mauvais effets des antiphlogistiques, l'utilité bien constatée des astringens, ne permettent pas toujours de l'attribuer à un état inflammatoire et de la classer d'une manière trop absolue parmi les phlegmasies.

D'après cette manière de voir, la dysenterie embrasserait nécessairement toutes les variétés de sécrétions intestinales connues sous le nom de diarrhées. Cependant on désigne plus particulièrement sous ce nom l'hyperdiacrisie intestinale sans inflammation ni douleur.

Deux maladies qui ont exactement le même siége, et qui revé-

tent bien souvent les mêmes symptômes sont identiques et de-
vraient porter le même nom. Dira-t-on que la nature des selles
suffit pour différencier ces deux états morbides, qui sont parfaitement distincts ? Mais telle irritation intestinale qui commen-
cerait aujourd'hui par des déjections sanguinolentes pourrait
s'accompagner demain de déjections séreuses ou liquides : le
premier jour la nommeriez-vous dysenterie, et le second diarrhée ?

Ce serait une véritable inconséquence, et, quand on songe
qu'il n'est pas très-rare de rencontrer de semblables contradic-
tions dans le langage médical, on ne peut s'empêcher de dé-
plorer qu'une science qui devrait être aussi précise soit formu-
lée d'une manière aussi vague.

Toutefois, et malgré cette observation, comme un long usage
a consacré le mot diarrhée, nous ne le rejetterons pas absolument, quoique nous l'ayons souvent remplacé par l'expression
de dysenterie chronique.

Dans ce travail il ne sera pas question du traitement qui convient à ces hémorrhagies foudroyantes qui signalent quelquefois
le terme de la fièvre typhoïde, et qui proviennent de l'érosion
simultanée d'un intestin et d'une artère contiguë, pas plus que
de celles qui résultent de la rupture de la rate ou de la perfora-
tion d'un sac anévrismal qui s'est fait jour dans l'intestin à la
faveur d'une adhérence : dans tous ces cas l'épanchement san-
guin s'opère par le même mécanisme, et ne provient pas de la
muqueuse digestive.

Mais on peut sans inconvénient regarder comme une variété
de dysenterie cette affection qu'a si bien décrite M. Gendrin,
sous le nom d'entéro-hémorrhagie ( voir son *Traité philosophi-
que de Médecine pratique*, pages 212 et suivantes ), et lui appliquer quelques-uns des moyens préconisés dans ce mémoire.

La première chose à faire dans le traitement d'une maladie,
sous quelque forme qu'elle se présente, est de chercher à con-
naître la cause qui l'a déterminée, et de la neutraliser, si c'est
possible. Ce principe, qui ne souffre pas d'exception, est également consacré par les doctrines les plus contradictoires ; seulement il varie dans son application, et l'on arrive au même but
par des moyens diamétralement opposés : tandis que les uns
guérissent par les contraires, les autres guérissent par les sem-

blables. La raison s'élève en faveur des premiers, quelquefois l'expérience en faveur des seconds. C'est que bien souvent en médecine les deux extrêmes se touchent.

Comme nous le verrons bientôt ; la dysenterie est précisément une de ces affections dans lesquelles on a tour à tour préconisé les semblables et les contraires. Les causes qui la déterminent sont trop variées pour que des moyens identiques puissent convenir dans tous les cas.

Il est rare qu'on ne trouve pas, dans les circonstances qui entourent le malade, l'explication des phénomènes que l'on observe. Les écarts de régime, une mauvaise alimentation, occasionnent et entretiennent beaucoup de dysenteries. Vient ensuite l'influence de l'humidité prolongée, favorisée surtout par une habitation malsaine et une vie trop sédentaire.

Mais de toutes les causes qui engendrent cette affection, il n'en est pas de plus actives que les variations brusques de température, et notamment le passage subit du chaud à l'humide, ou au froid humide. Les pluies long-temps prolongées, coïncidant avec le vent de sud, aggravent singulièrement la dysenterie, et peuvent la rendre épidémique.

Souvent elle se développe sous l'influence des mêmes agens qui produisent la fièvre intermittente. On a remarqué que lorsqu'une armée campe sur un sol humide, presque autant de soldats sont atteints de dysenterie que de fièvres d'accès. Elle est endémique dans certaines contrées marécageuses de l'Asie, et surtout de l'Afrique. A Alger, nos troupes sont décimées par cette affection ; elle nous a tué plus de soldats que les balles des Arabes. Dernièrement, un des médecins en chef de l'armée d'Afrique, M. Antonini, a succombé à la dysenterie, et l'on sait que l'illustre Larrey a péri victime de cette affection, à la suite de sa tournée d'inspection en Algérie.

Quoique très-nombreuses, les causes de cette maladie peuvent être ramenées à deux principales : 1º les causes atmosphériques ou extérieures qui agissent le plus souvent en vertu du froid et de l'humidité, sans le concours d'un agent miasmatique, et quelquefois en vertu d'un principe particulier, spécifique probablement de la nature du typhus et de la peste, qui frappe un grand nombre d'individus à la fois, et intéresse le torrent circulatoire et les centres nerveux ; 2º les causes physiques ou intérieures, qui compromettent directement le tube digestif, comme les excitans, les alimens de mauvaise qualité , etc., ou indirectement, comme les commotions morales qui troublent l'action nerveuse indispensable à l'accomplissement des fonctions digestives.

Notre but n'est point d'examiner par quel mécanisme agissent ces diverses causes. Nous ne rechercherons pas si le mal est dû, dans le premier cas, à l'absorption de molécules aqueuses ou à la formation d'êtres organisés provenant de la décomposition de l'eau ou peut-être de l'air , et modifiant physiquement la muqueuse intestinale : seulement, nous devons mentionner l'opinion du savant Linnée , qui affirme que la dysenterie contagieuse des camps et des prisons peut être occasionnée par la présence d'insectes.

Or , il serait essentiel de vérifier ce fait, car, avant de rejeter les assertions d'observateurs aussi habiles que ce grand physiologiste , il faut prouver qu'elles ne sont pas fondées.

Quoique la dysenterie ne coïncide pas toujours avec un état inflammatoire , il faut avouer qu'au début les antiphlogistiques et les calmans sont en général les meilleurs moyens. Nous en exceptons la saignée, qui est rarement utile, et doit être réservée pour les cas peu nombreux dans lesquels cette affection est franchement inflammatoire et attaque un sujet robuste (1). Les émissions sanguines locales ont ordinairement beaucoup plus d'utilité ; mais il faut convenir qu'on en a beaucoup trop exagéré les avantages. Les sangsues à l'anus , si vantées dans la dysenterie suraiguë , ne produisent qu'un soulagement momentané, bien racheté par la faiblesse qu'elles occasionnent. D'ailleurs ce moyen est presque impraticable , ou du moins dangereux chez les jeunes enfans , si sujets à cette affection.

_____

(1) La thérapeutique varie surtout d'après les climats et même d'après les saisons. Il n'est pas étonnant que Sydenham ait spécialement préconisé la saignée , parce qu'il exerçait dans une contrée froide, où les congestions sanguines sont fréquentes, où les maladies prennent facilement une marche inflammatoire. Il n'est pas surprenant non plus que d'autres auteurs qui habitaient une contrée chaude aient à peu près proscrit ce moyen. Dans ce pays-ci, j'ai cru remarquer qu'en général la saignée est funeste ; à Bordeaux, d'ailleurs, les affections aiguës revêtent facilement la forme muqueuse ou catarrhale ; elles ne sont presque jamais franchement inflammatoires.

Quant aux cataplasmes émolliens, aux fomentations, aux bains généraux et locaux, ils sont ordinairement utiles dans la première période de la dysenterie aiguë ; ils n'ont presque plus d'efficacité dans la seconde période, et présentent l'inconvénient de débiliter les malades dans la troisième. Ils sont presque toujours contre-indiqués lorsque le temps est pluvieux, que les vents sont à l'ouest, ou que le malade habite un endroit humide.

Quant aux lavemens mucilagineux, administrés à doses fractionnées, ils sont toujours utiles. Je ne connais pas d'exception à cette règle.

Après les antiphlogistiques et les émolliens, les calmans, les opiacés et les anodins sont les meilleurs remèdes. L'opium joint à sa propriété hypnotique des qualités astringentes qui le rendent ici très-précieux ; mais il ne faut pas oublier qu'il congestionne les tissus enflammés, et que, dans la première période de la dysenterie, il ne faut l'employer qu'à des doses très-minimes et avec beaucoup de prudence. Nous verrons que, combiné à quelques substances mucilagineuses, astringentes, et surtout au sucre, il constitue un véritable spécifique.

Quant aux autres anodins, tels que la jusquiame, la belladone, le datura, etc., on ne connaît pas bien leur action dans la maladie qui nous occupe ; dans certains cas peut-être serait-elle salutaire. Il serait utile de procéder à quelques expériences sur ce sujet.

Après les opiacés viennent les astringens. On les emploie sous toutes les formes ; on les combine souvent à l'opium. Il faut avouer que, lorsque l'inflammation est calmée, ce sont les moyens qui produisent les plus heureux résultats.

Mais il est une méthode qui n'est peut-être pas assez généralement employée dans le traitement de la dysenterie : je veux parler de la méthode révulsive, dirigée sur la peau. En produisant une rougeur partielle ou générale, suivie d'une augmentation dans la transpiration insensible, comme nous le verrons bientôt, on réussit presque à coup sûr, à moins que l'affection ne soit entretenue par une lésion profonde des organes. Pour produire cette rubéfaction, on peut se servir de papier chimique, d'emplâtres de poix de Bourgogne, de frictions irritantes avec l'ammoniaque, l'éther, le camphre, l'huile de croton, etc., ou bien d'un bain ioduré, lorsque l'affection est chronique et qu'il n'y a pas de contre-indication. Pour déterminer la sueur, les bains de vapeur, les boissons chaudes, mais à très-petites doses, l'application des bandes de flanelles et des couvertures de laine sont presque toujours suffisans. Enfin les spécifiques qui sont presque tous puisés dans la classe des astringens et des styptiques constituent les moyens les plus efficaces. Nous allons passer en revue quelques-uns d'entre eux.

Les purgatifs ont été regardés comme des spécifiques dès la plus haute antiquité.

L'opinion qu'avaient les anciens sur la nature de la dysenterie a beaucoup contribué à entretenir cette erreur, qui n'a perdu son empire que depuis les travaux de Broussais. Elle a puisé dans l'humorisme une nouvelle force. Tant qu'on a regardé la dysenterie comme le produit d'une matière morbifique, âcre, qui devait être expulsée au dehors, il était logique d'administrer des purgatifs.

L'illustre fondateur de l'école physiologique n'eut pas grand'-peine à détruire cette théorie, et sa conclusion toute naturelle était de proscrire les purgatifs et les astringens, qui ne pouvaient qu'accroître l'irritation intestinale. Cependant, lorsqu'on lit les monographies ou les observations publiées par les anciens sur ce sujet, et qu'on examine la masse des faits rapportés en faveur de cette méthode de traitement, lorsqu'on réfléchit en outre que bien souvent en médecine l'expérience n'est pas d'accord avec le raisonnement, on ne peut s'empêcher de reconnaître que les purgatifs n'ont pas toujours produit de mauvais résultats, et que les anciens ne se sont pas constamment trompés en les prescrivant. Tant de grands noms, tant d'autorités, d'ailleurs, ont préconisé ce moyen, qu'il serait téméraire de le rejeter absolument et sans examen.

Eh bien ! je crois que, dans une variété de dysenterie, les purgatifs sont avantageux.

C'est lorsque cette affection est entretenue, je ne dirai par des insectes, mais par des parasites, par des vers. Chez les enfans, il n'est pas rare d'observer ce phénomène (1) ; chez les adultes, quelquefois le ténia produit une sorte de dysenterie qui succède à

(1) Le docteur Thompson regarde l'huile de ricin comme un spécifique contre la diarrhée des enfans.

une constipation opiniâtre et qui revient périodiquement. Dans ces deux cas, les purgatifs sont indiqués, en produisant l'expulsion des vers (1).

Cependant il n'est pas impossible que cette affection soit produite par des miasmes et peut-être par des insectes. La dysenterie chronique des marais, quand elle cesse d'être périodique et qu'elle résiste au quinquina, cède quelquefois aux doux laxatifs, et notamment à la rhubarbe unie à la chicorée sauvage.

- Lorsque cette affection s'accompagne d'un état saburral bien prononcé, et que la température humide, que le génie catarrhal prédominent, les doux laxatifs, employés d'emblée, sont également indiqués.

Hâtons-nous de le dire : dans tous ces cas la maladie est loin de revêtir une forme inflammatoire, et néanmoins l'expérience démontre qu'il est encore prudent de n'administrer les purgatifs que combinés aux mucilagineux et aux anodins.

Le purgatif pour lequel les anciens avaient une prédilection marquée, et auquel ils donnaient presque constamment la préférence, était la rhubarbe. Un fait assez étrange contribua beaucoup à augmenter la réputation de ce spécifique. Rolander fut atteint, à plusieurs reprises, d'une dysenterie qui céda constamment à l'usage de la rhubarbe. Il découvrit dans ses déjections une grande quantité d'animalcules ; il en remarqua aussi de la même espèce sur les bords du verre où il avait coutume de boire, et il acquit la certitude que l'alcool et la rhubarbe détruisaient parfaitement ces insectes. Ce fait et celui qu'a cité Bartholin donnent, quoi qu'on en dise, quelque importance à l'opinion de Linnée. Certes, il peut y avoir une variété de dysenterie produite par un insecte, par des animalcules.

Quand on songe à la composition de la rhubarbe et à sa double propriété tonique et purgative, on n'est plus étonné des bons effets que peut produire cette substance dans certaines variétés de dysenterie. La rhubarbe indigène surtout contient beaucoup

(1) Dans un cas de dysenterie sanguinolente très-grave, contre lequel les moyens ordinaires avaient échoué, M. Robert a obtenu *une amélioration aussi prompte que remarquable*, à l'aide de trente centigrammes de gomme gutte, incorporée dans un sirop (dont on n'a pas indiqué la dose). On renouvelle le même moyen toutes les vingt-quatre heures. Le calomel, ajoute M. Robert, donne aussi d'excellens résultats dans ces cas. (V. *Abeille Médicale*, 1844, page 84.)

de tannin , de la gomme et de la fécule amylacée ; ces divers produits ont une action utile contre les flux intestinaux. D'un autre côté , la purgation , d'ailleurs très-douce , que détermine cette substance est toujours suivie de constipation, en sorte qu'ici la réaction ne peut être que salutaire.

Cependant on ne tarda pas à s'apercevoir que, dans quelques cas , la rhubarbe pouvait être nuisible , et Jacobs, d'Erfurth, se crut obligé de faire un mémoire *sur les inconvéniens graves qui suivaient l'abus de la rhubarbe dans la dysenterie muqueuse.*

Aujourd'hui que l'on connaît bien mieux la nature de cette affection , il serait superflu de signaler les dangers que présenterait cette substance dans la première période de la dysenterie en général et dans la dysenterie inflammatoire en particulier.

Après la rhubarbe, l'ipécacuanha est peut-être le remède qui ait joui de la plus grande vogue. A petites doses , cette substance est douée de propriétés astringentes, qui peuvent être fort utiles dans la dysenterie à forme muqueuse ou dans la dysenterie chronique. Quelques observateurs ayant remarqué qu'administré par la bouche l'ipécacuanha n'est pas toujours exempt de dangers , eurent l'heureuse idée de l'administrer en lavement. Helvétius paraît être le premier qui l'ait employé de cette manière. C'est aussi cet auteur , soit dit en passant, qui conçut le premier l'idée de prescrire des lavemens de quinquina, qui produisirent d'excellens effets dans certains cas de fièvres intermittentes , ce qui lui valut une brillante gratification de la part de Louis XIV, comme il nous l'apprend lui-même.

Aujourd'hui l'usage de l'ipécacuanha est presque entièrement abandonné, même dans la dysenterie chronique : c'est par l'effet d'une injuste prévention.

M. Saucerotte, qui s'est beaucoup occupé de cette affection , s'est très-bien trouvé de l'ipécacuanha à dose vomitive , dans quelques cas de dysenterie qui menaçaient de passer à l'état chronique (1).

(1) M. Turletti emploie contre la dysenterie le tamarin uni à l'ipécacuanha. On fait bouillir la première de ces substances (60 à 90 grammes pour un demi-litre d'eau), et l'on mêle cette décoction à une infusion d'ipécacuanha pulvérisé (1 à 4 grammes pour la même quantité de véhicule) ; puis on administre ce mélange par cuillerée à bouche, toutes les vingt minutes. M. Turletti affirme *qu'il a vu guérir par cette méthode , en vingt-quatre ou quarante-huit heures , plus de*

Les traités de matière médicale contiennent la formule de quelques potions et macérations à prendre par la bouche. ( Voir les formulaires publiés dans ces derniers temps, mais notamment ceux de MM. Bouchardat et Foy, qui sont très-complets.) Nous donnons, à la fin de ce mémoire, la recette d'un lavement avec l'ipécacuanha, qui nous a paru efficace.

L'ipécacuanha réussit bien mieux encore lorsqu'on l'associe au calomel et à l'extrait gommeux d'opium. C'est ce que prouvent les recherches de Segond, qui a long-temps habité le Sénégal et qui est venu mourir phthisique à Bordeaux. Voyez dans le *Formulaire* de M. Bouchardat la composition de ses pilules. ( Édition de 1845, page 310.)

En général, les vomitifs ne conviennent dans la dysenterie que lorsque cette affection a perdu son caractère inflammatoire(1). L'ipécacuanha est particulièrement utile quand la langue est muqueuse ou saburrale, que l'estomac n'est le siége d'aucune irritation et qu'il n'y a plus de fièvre. On peut le regarder alors comme un révulsif avantageux ou plutôt comme un agent de substitution ; mais il ne faut l'employer qu'avec réserve. Dans ce cas la médecine des semblables est évidemment la moins rationnelle ; peut-être qu'à dose homœopathique il n'en est plus ainsi.

Il est encore d'autres astringens qui peuvent produire les meilleurs résultats dans la dysenterie chronique ou la diarrhée séreuse. Nous citerons particulièrement le tannin uni à une substance mucilagineuse ou sucrée, condition que nous regardons comme essentielle à son efficacité, le simarouba, le cachou, le columbo, la gomme kino, le quinquina ( jaune et rouge ), le ratanhia (qui est trop peu employé), le monésia, l'alun, l'acétate

*deux cents cas de dysenterie sporadique.* J'avoue toutefois que ce résultat me paraît surprenant.

(1) M. Kaltner, médecin en chef de l'ambulance de Lalla-Maghrnia, traite la dysenterie dAfrique par l'ancienne méthode de Sydenham, Pringle, Stoll. Le premier jour il prescrit un vomitif ; le second jour il administre une potion avec : ipécacuanha, trois décigrammes ; laudanum de Sydenham, douze gouttes ; tisane, deux cents grammes (un verre ordinaire). Il ajoute quelquefois à ces moyens l'emploi local des sangsues ou des ventouses scarifiées. Sa pratique est généralement heureuse ; il réussit dans les quatre cinquièmes des cas qui se présentent à son observation.

de plomb, l'azotate d'argent (Trousseau, Boudin), le carbonate de chaux, et une foule d'autres, tels que le diascordium, la thériaque, la confection hyacinthe, remèdes précieux qu'on a le tort de trop négliger aujourd'hui. Il est encore d'autres styptiques que nous devons mentionner, parce qu'ils peuvent être utiles dans quelques cas particuliers. Ce sont l'airelle-mirtylle, les feuilles d'aigremoine, de mille-feuilles, la tormentille, la bistorte, la camomille, l'écorce de grenade, la grande consoude, le piment, le cassia lignea, le safran, le guarana, la renouée, la gomme, la cire, la cétine, le brou de noix, l'eau de Brocchieri, de Tisserand, l'eau de chaux seconde, l'eau ferrée, le serum alumineux de Pearson, de Duméril, les conserves de roses, de cynorrhodon.

Avant de passer outre, il serait peut-être essentiel de spécifier, si c'est possible, dans quels cas les astringens sont utiles.

En général, tous les praticiens s'accordent à dire que, dans la période d'acuité de la dysenterie, dans la première période, les antiphlogistiques et les anodins sont les meilleurs moyens ; que les astringens ne conviennent qu'à la deuxième période, alors que l'inflammation est passée.

Afin de poser des règles, je ne dirai pas absolues, car ce n'est pas praticable en médecine, mais aussi générales que possible, nous dirons :

1° Qu'il faut s'abstenir des astringens, lorsque la dysenterie a un caractère véritablement inflammatoire ;

2° Qu'ils sont en général nuisibles, lorsque la langue est rouge sur ses bords, que le malade a la bouche sèche ou pâteuse, qu'il accuse de la soif et que le ventre est douloureux ;

3° Lorsque la peau est aride et brûlante, que les urines sont rouges, peu copieuses, etc.;

4° Lorsque le sujet a le pouls plein et dur, qu'il n'est point affaibli par les sécrétions, que celles-ci sont rares, douloureuses, peu abondantes, et s'accompagnent de beaucoup de ténesme ;

5° Lorsque la température est très-chaude, que les vents sont au sud, et qu'il y a de l'électricité dans l'atmosphère.

Ils sont encore nuisibles :

6° Quand le sujet a naturellement l'estomac très-irritable, qu'il est nerveux, bilieux ou atrabilaire; que la dysenterie succède à une gastrite, à une hépatite ou à une fièvre typhoïde, ce qui n'est pas rare ; lorsque cette affection est due à une alimentation malsaine ou à l'usage des boissons fortes ; enfin lorsque les digestions sont difficiles et laborieuses , comme on l'observe assez fréquemment à la suite des dysenteries qui ont compromis l'intégrité du tube intestinal dans toute sa longueur.

Les astringens sont très-utiles , quelquefois même ils agissent comme spécifiques :

1° Lorsque la dysenterie est chronique , ou qu'elle revêt de prime-abord le type séreux , muqueux ou catarrhal ;

2° Lorsque l'estomac ne participe pas au désordre, et que les digestions sont assez faciles ;

3° Lorsque le pouls est lent et régulier ; que la peau est fraîche et présente une chaleur naturelle ; que les urines sont limpides et copieuses ;

4° Que la langue est large et humide, et qu'on n'a pas à redouter de réaction inflammatoire ;

5° Que les déjections ne sont plus douloureuses , qu'elles sont liquides et abondantes, et que la pression exercée sur l'abdomen ne provoque plus de malaise ;

6° Que la température est froide et humide , et que la constitution épidémique prédispose au catarrhe des muqueuses ;

7° Que le sujet est faible et débilité , qu'il est épuisé par des sécrétions trop abondantes , et qu'il est nécessaire, avant tout , de remonter les forces vitales.

Indépendamment de ces circonstances , il y a des sujets qui ont de l'aversion pour tel astringent , et chez lesquels il faut en prescrire un autre. Ainsi quelquefois une substance convenablement administrée réussira , lorsqu'une autre de même nature aura échoué. J'ai eu plusieurs fois occasion de remarquer ce fait.

En général , nous préférons les astringens choisis parmi les végétaux à ceux que fournissent les minéraux. On comprendra facilement le motif de cette préférence. Cependant on rapporte plusieurs faits en faveur de l'alun ( voyez serum aluminé de Marc , lait aluminé de Pearson , tisane de Duméril ; Bouchardat, F. 1845), et en faveur de l'acétate de plomb (pilules de Fouquier , mixture de Monin ; *V.* même Form). Plusieurs médecins recommandables, et notamment Goulard, Burke , Mitchell ,

Laidlau, Fouquier et bien d'autres en ont constaté l'efficacité (1).

Dans ces derniers temps , on a préconisé le monésia contre la cholérine ; M. Laurand en a retiré d'excellens effets « dans ces flux de ventre , ces diarrhées séreuses, quelquefois sanguinolentes , espèces de petites dysenteries. »

Les flux muqueux ou sanguins , et surtout les diarrhées de toute nature, sont les affections dans lesquelles on a obtenu les succès les plus nombreux et les mieux constatés , dit M. Bouchardat , dans son excellent *Formulaire* ( troisième édition , page 285 ).

Nous avons nous-même prescrit ce remède avec avantage dans plusieurs cas assez graves. Son action se rapproche beaucoup de celle du cachou et du ratanhia. Seulement nous ne pouvons nous empêcher de faire observer que les substances exotiques étant très-coûteuses , on doit généralement préférer les plantes indigènes, lorsque les effets sont identiques.

MM. Bodin de la Pichonnerie et Mondière ont employé avec succès l'eau albumineuse ; ils la regardent comme un spécifique contre la dysenterie. En 1839 , M. Saucerotte , médecin de l'hôpital de Lunéville , a expérimenté cette méthode ; il la préfère au traitement généralement employé (anti-phlogistiques, opiacés). Dans les huit observations qu'il rapporte , la guérison a été plus rapide qu'elle ne l'est ordinairement , et les accidens ont marché avec moins d'intensité.

Nous avons eu occasion d'expérimenter nous-même ce moyen ; il nous a semblé fort efficace au début de la dysenterie en général , surtout lorsque cette affection revêt le type inflammatoire. Les albumineux et les gommeux ont une incontestable utilité dans les irritations sécrétoires du tube intestinal ; mais dans la

(1) Les récentes expériences de M. Barthez , médecin en chef de l'hôpital militaire de Saint-Denis, confirment les propriétés anti-dysentériques de l'acétate de plomb liquide (extrait de saturne). Il prescrit cette substance en lavement , *et il est parvenu à pouvoir en administrer , sans aucun accident , jusqu'à cent gouttes pour cinq cents grammes d'eau tiède.* Nous pensons qu'il serait convenable de commencer par une faible dose , comme quinze à vingt gouttes , et de procéder ensuite graduellement et avec circonspection. M. Barthez affirme que ce médicament réussit beaucoup mieux , lorsqu'on l'applique au début de la maladie. Déjà MM. Trousseau et Pidoux avaient préconisé l'acétate de plomb contre la dysenterie chronique.

dysenterie chronique ces agens médicateurs n'ont plus la même propriété : ils n'agissent plus alors que comme palliatifs, comme accessoires ; ils n'ont pas, à proprement parler , de vertus curatives ; ils ne sont plus spécifiques (1).

S'il était bien vrai qu'il y eût un spécifique de la dysenterie , l'opium mériterait ce titre. Sydenham , Wedel , Wepfer , Latour , etc., en faisaient le plus grand cas. Il est vrai que de La Mettrie et Thonnerus l'ont regardé comme un poison ; mais il est évident que cela tient à ce que ces deux derniers auteurs l'ont administré mal à propos, ou à des doses trop fortes, ou sous une forme peu favorable à son action (2).

C'est en vertu de sa propriété astringente que l'opium produit quelquefois des effets si prompts et si salutaires. Non seulement il apaise la douleur , mais encore il diminue presque immédiatement la fréquence des selles. Cependant il est bien certain que lorsque le pouls est dur et développé , que la peau est sèche, que la langue est rouge , qu'il y a de la soif , etc. , enfin , lorsque la dysenterie présente un caractère inflammatoire , il est bien certain que l'opium est généralement plus nuisible qu'utile , et , si l'on y a recours à cette époque pour calmer de vives douleurs , il ne faut l'employer qu'à des doses , si je puis ainsi dire , infinitésimales.

Nous ne terminerons pas ces considérations générales sur le traitement de la dysenterie sans parler des révulsifs. Ils sont trop peu employés dans cette affection, où il serait si nécessaire d'activer les fonctions de la peau , ce tissu supplémentaire des muqueuses. C'est à la seconde période, lorsque les accidens inflammatoires sont apaisés , que l'on doit recourir à ces puissans moyens. Les opinions diffèrent encore sur le lieu d'élection le plus favorable à l'action des révulsifs. Plusieurs auteurs pensent qu'appliqués sur l'abdomen , ils sont plus nuisibles qu'utiles.

Dans la dysenterie chronique , les frictions avec la pommade stibiée sur la région abdominale produisent les plus heureux

(1) Voyez le *Formulaire* de Bouchardat , troisième édition , page 74 ; potion de M. Requin , p. 244 , eau albumineuse.

(2) M. Giraud a obtenu les plus heureux résultats de l'opium à haute dose, dans une épidémie de dysenterie. Il avait inutilement employé tous les remèdes préconisés en pareil cas. (Académie de médecine , séance du 12 août 1845.)

effets; j'ai eu plus d'une fois occasion de le vérifier. Le savant M. Roche (1) a proposé ce moyen, dont l'expérience a justifié toute l'utilité. Quant aux vésicatoires volans, ils m'ont paru beaucoup moins efficaces que les frictions stibiées ; cependant ils peuvent être utiles, lorsqu'il existe une douleur habituelle vers un des points de la région lumbo-abdominale, comme cela s'observe quelquefois. Dans un cas semblable, je me rappelle avoir établi un cautère à demeure à la partie postérieure du tronc, au-dessous des fausses côtes, et avoir obtenu un si bon effet de cet exutoire, que le malade, épuisé par une diarrhée qui durait depuis dix-huit mois, et réduit au marasme, se rétablit parfaitement et jouit aujourd'hui d'une santé parfaite. J'ai vu également un de nos honorables confrères appliquer avec succès un séton à la région hypogastrique, chez un malade tourmenté depuis longtemps par une irritation intestinale accompagnée de fréquentes déjections alvines.

## §. II. — *Considérations particulières.*

**Moyens qui ont réussi dans quelques cas graves où le traitement ordinaire avait échoué.**

Généralement en thérapeutique il est très-difficile de spécifier ou de poser des règles invariables : aussi ce que je vais dire ne s'applique-t-il pas à tous les cas. Ce ne sont pas de nouveaux remèdes que je viens proposer ; mais ce sont de nouvelles combinaisons pharmaceutiques qui m'ont paru jouir de propriétés véritablement efficaces, et qui, sous ce rapport, méritent peut-être de fixer l'attention des praticiens.

Au début de toute dysenterie, j'emploie généralement les gommeux, les mucilagineux et les doux astringens, ainsi que les opiacés à petites doses, surtout les lavemens laudanisés. Je suis en général sobre d'évacuations sanguines, même locales ; mais lorsque les déjections alvines persistent, que les selles continuent à être douloureuses, que le ventre est sensible à la pression, que la soif se fait sentir, que la peau est sèche, etc., j'ai recours aux moyens suivans :

Je condamne le malade à un repos complet. Il doit habiter une

(1) Voyez son excellent article sur la *colite*. (Dictionnaire en quinze volumes.)

chambre sèche et toujours maintenue à la même température. Puis je fais entourer les extrémités inférieures de bandes de flanelle recouvertes de taffetas gommé. Tous les soirs, pendant dix minutes, on pratique sur les lombes des frictions avec une pièce de flanelle imbibée d'alcool camphré, et l'on administre des fumigations locales, des bains de vapeur locaux. Ces moyens calorifiques, qui ont la propriété d'augmenter la perspiration cutanée insensible, et de diminuer la sécrétion intestinale chez des sujets non encore épuisés par le mal, produisent en général les plus heureux effets. Or, il est positif que la plupart des dysenteries sont produites par des variations de température, et surtout par l'humidité, en sorte que les agens qui augmentent la calorification et qui font sécréter la peau peuvent être regardés comme les plus efficaces.

En même temps, on recouvre le ventre d'une peau de cygne, ou de ouate, ou de laine brute de mouton ( moyen plus à la portée du peuple, parce qu'il est moins dispendieux ). Je préfère ces agens calorifiques aux cataplasmes, qui entretiennent une humidité constante et gênent par leur poids.

Puis on pratique dans le rectum des injections avec :

1º Riz............................................ } àà 60 grammes.
Grande consoude.............................. }
Eau............................................. un litre.

Faites bouillir jusqu'à réduction de moitié, passez et ajoutez :

Mucilage de pepins de coings.......... 30 grammes.
Chlorhydrate de morphine, de 2 à 5 centigrammes.

On ne donne chaque fois que 100 grammes de ce lavement, et l'on répète ainsi toutes les trois heures, en recommandant de le garder et de surmonter autant que possible le besoin d'aller à la selle. Ce lavement, qui m'a souvent réussi, peut être remplacé par celui de M. Rostan, qui jouit des mêmes propriétés (voir *Formulaire* de Bouchardat), ou encore par le suivant :

2º Corne de cerf râpée...,..................... 30 grammes.

Faites bouillir dans un litre d'eau jusqu'à réduction de moitié, passez et ajoutez :

Gomme arabique............................ 15 grammes.
Laudanum de Sydenham.................. 18 gouttes.

On peut remplacer la gomme par l'amidon ou par le blanc de baleine.

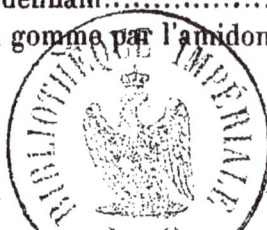

En même temps on prescrit la décoction blanche de Sydenham, la tisane de riz et de mie de pain gommée, ou bien l'eau albumineuse de M. Mondière, pourvu qu'elle soit bien supportée et n'augmente pas la soif, inconvénient qu'elle présente quelquefois.

Le régime, quand on juge à propos d'alimenter le malade, doit être très-sévère, et composé de substances gommeuses et très-sucrées (crème de riz à l'eau ou au lait, biscuits au sucre légers, pulpe de poire cuite sucrée, gelée de coings, jaunes d'œufs, etc.).

Lorsque la dysenterie résiste à ces moyens, que les selles persistent et s'accompagnent de ténesme, que les digestions sont encore pénibles, que le ventre est ballonné et qu'on éprouve un malaise général, surtout après les repas, ce qu'annonce alors un léger mouvement fébrile, qu'enfin la maladie tend à passer à l'état chronique, j'emploie généralement avec succès les tisanes suivantes :

3° Riz torréfié (1)...................................... 60 grammes.

Faites bouillir jusqu'à réduction d'un tiers dans 1,500 grammes d'eau ; ajoutez sur la fin de l'ébullition :

Roses rouges............................................... 15 grammes.

Laissez reposer dix minutes ; passez et ajoutez :

Gomme arabique........................................ 12 grammes.
Sirop de sulfate ou de chlorhydrate de<br>morphine........................................... 30 —

D. Un quart de tasse tiède toutes les trois heures seulement.

Il importe de remarquer que dans la dysenterie chronique les boissons trop abondantes, de quelque nature qu'elles soient, sont nuisibles, en ce sens qu'elles augmentent la fréquence des selles.

La tisane suivante est plus astringente que la précédente, et doit être réservée pour les cas où toute irritation fébrile a cessé :

4° Pétales de roses rouges................... 4 grammes.
Grande consoude.........................⎫ ââ 15 —
Riz torréfié.................................⎭
Eau................................................ Un litre et demi.

(1) La torréfaction ajoute beaucoup à l'astringence du riz. On peut remplacer le riz torréfié par l'orge torréfiée. Le peuple a l'habitude de faire griller, en pareil cas, une croûte de pain et de la faire bouillir ensuite avec du riz. Cette

Faites bouillir jusqu'à réduction d'un tiers ; passez et ajoutez :

Sirop de cachou.......................⎫
—      diacode.......................⎬ àà 15 grammes.

D. Comme la précédente.

N. On peut remplacer, selon l'indication, le sirop de cachou par le sirop de ratanhia, qui est plus astringent, ou bien par celui de monésia.

Ici l'on pourrait remplacer le riz par le gland torréfié, qui est un bon astringent dont on ne fait pas assez fréquemment usage.

Le tannin est une substance fort utile dans la dysenterie chronique et surtout dans certains cas de diarrhées séreuses. On ne l'emploie pas plus souvent sans doute, parce qu'on craint qu'il ne soit pas parfaitement pur, et plus peut-être encore à cause de son incompatibilité avec un grand nombre de substances. Je l'ai associé avec succès au cachou et à d'autres astringens.

5° Potion. Eau distillée de roses........ 60 grammes.

       Sirop de cachou........... 30    —

       Tannin pur................. 0,60 centig.

M.–D. Par demi-cuillerée, d'heure en heure.

On pourrait aussi bien ajouter le tannin au sirop de roses, de grande consoude, de monésia, de ratanhia et même de quinquina.

On peut encore édulcorer les tisanes astringentes avec le sirop de tannin, que je fais ainsi préparer :

6° Sirop de cachou.............⎫
— d'extrait de ratanhia..⎬
— de tolu. .............⎪ àà 125 grammes.
— de fleurs d'oranger....⎭

       Tannin pur.................... 4    —

     M. S. A.

Le sucre tempère l'astringence du tannin, et, toutes les fois qu'on administre le tannin pour combattre la diarrhée, il est fort essentiel de l'unir à cette substance (1).

---

préparation, beaucoup plus astringente que la décoction de mie de pain, convient surtout sur la fin de la dysenterie ou dans la diarrhée chronique. Dans la première période de la dysenterie, elle est trop nourrissante et a l'inconvénient de provoquer la soif.

(1) Les acides à dose tempérante produisent quelquefois de bons effets. Ils peuvent être considérés alors comme des astringens utiles à quelques malades seulement ; car en général, dans la dysenterie, l'estomac supporte fort mal les acides;

Il importe de favoriser l'action de ces boissons astringentes par des lavemens de même nature. Les lavemens qu'on applique en quelque sorte *loco dolenti*, et qu'on peut quelquefois même porter sur le siége du mal, produisent un effet plus sûr que les tisanes administrées par la voie de l'estomac. Les suivans, que nous avons quelquefois employés, nous ont paru doués de propriétés vraiment efficaces.

7° Espèces astringentes indigènes. 15 grammes.

Faites bouillir dans 1,500 grammes d'eau jusqu'à réduction d'un tiers ; passez et ajoutez :

    Mucilage de pepins de coings... 20 grammes.

    Extrait de cachou............ 4 —

    Extrait gommeux d'opium..... 0,05 centigrammes.

T. — A prendre en trois fois : une dose le matin, l'autre le soir, l'autre le lendemain matin.

On peut remplacer l'extrait de cachou par celui de monésia ou de ratanhia.

Chez les enfans, supprimer l'opium et diminuer les doses de moitié, du tiers, etc., selon l'âge.

Lavement avec l'ipécacuanha.

Je ne crois point que l'ipécacuanha mis en contact avec le gros intestin ait des propriétés plus astringentes que les substances que nous venons de signaler. Cependant j'ai quelquefois employé dans ma pratique la préparation suivante, qui pourrait bien devoir ses propriétés aussi bien à l'opium qu'à l'ipécacuanha :

    8° Ipécacuanha gris concassé, 8 grammes.

Faites bouillir dans un litre d'eau jusqu'à réduction d'un tiers ; passez et ajoutez :

Amidon préalablement délayé dans l'eau froide, 15 grammes.

---

toutefois, le docteur Gouré a proposé contre les diarrhées rebelles la préparation suivante qu'il regarde comme fort efficace. Il l'a vu employer à l'hôpital Saint-Louis par M. Malgaigne, *avec un succès constant, complet*, dans des cas rebelles à tous les traitemens rationnels.

    Acide nitrique...................  }
    — sulfurique...............  } ââ deux centigrammes ( demi-grain ).

    Eau distillée........................ un litre.

Agiter le liquide pendant au moins une demi-heure, et administrer une cuillerée le matin, une autre le soir, et une troisième le lendemain matin. (*Abeille Médicale*, 1846, page 350, et 1847, page 25.)

Sulfate ou chlorhydrate de morphine, 2 centigrammes et demi.

T. — A prendre en trois fois, comme précédemment.

Le lavement suivant est encore très-efficace dans la dysenterie chronique :

| | | |
|---|---|---|
| 9o Eau commune..................... | 500 | grammes. |
| Sucre fin en poudre......... | 30 | — |
| Tannin pur...................... | 1 | — |
| Chlorhydrate de morphine.. | 5 | centigrammes. |

F. S. A. — Dans quelques cas il faut réduire de moitié la dose du chlorhydrate.

Le *Formulaire* de M. Bouchardat contient encore une formule de lavement au tannin qui est très-bonne et qui peut parfaitement remplacer celle-ci. Mais une remarque importante, c'est que lorsqu'on est obligé de prolonger long-temps l'emploi de l'opium, il faut en varier les préparations. Ainsi, après avoir administré le laudanum pendant quelques jours, on le remplacera par les sels de morphine ou par l'extrait gommeux, la teinture thébaïque, etc., car l'intestin s'habitue facilement au même remède.

Le monésia uni à la gomme, à l'amidon, au sucre et à l'opium, et prescrit en lavement, peut être considéré comme un des meilleurs astringens. Il en est de même du gland torréfié, qu'on peut également donner sous cette forme avec beaucoup d'avantage.

Dans la diarrhée chronique des enfans lymphatiques ou scrofuleux, j'ai eu l'occasion d'employer plusieurs fois les préparations de noyer, d'après l'indication de l'estimable M. Négrier, d'Angers. Le sirop dont on édulcore une tisane astringente est alors la forme sous laquelle il convient d'administrer cet agent thérapeutique (V. *Formulaire* de Bouchardat, pag. 146). Toutefois dans deux cas rebelles j'ai prescrit avec avantage le lavement dont voici la formule :

| | | |
|---|---|---|
| 10o Feuilles de noyer...................... | 4 | grammes. |

Faites bouillir pendant un quart d'heure dans 500 grammes d'eau, passez et ajoutez :

| | | |
|---|---|---|
| Mucilage de semences de coings........... | 15 grammes. |
| Extrait mou de quina....................... | 4 grammes. |

T. — A prendre en quatre doses.

On peut également essayer, dans les cas rebelles de diarrhées chroniques, les bols et le décocté de Pringle et la potion à la cire de Noël Thiaville, remède trop peu employé peut-être, mais, il faut le dire, assez difficile à préparer. ( V. le *Formulaire* de Bouchardat , pag. 253 ; il indique le meilleur mode de préparation. ) — Enfin dans les diarrhées chroniques qui suivent la fièvre de consomption, dans les diarrhées colliquatives qui terminent les grandes altérations organiques, dans celles qui amènent le dépérissement progressif du malade et qui sont entretenues par des ulcérations incurables des intestins , j'ai produit quelquefois un soulagement passager à l'aide de la décoction blanche opiacée et du lavement suivant :

    11°  Figues grasses...................... 60 grammes.

          Semences de lin.................... 30 grammes.

Faites bouillir dans un litre d'eau jusqu'à réduction de moitié, passez et ajoutez :

    Acétate neutre de plomb..................... 2 décigrammes.

    Extrait gommeux d'opium................... 5 centigrammes.

    T. — A prendre en deux fois, à douze heures d'intervalle.

N. Quelquefois la dose de 2 décigrammes d'acétate de plomb employée de prime abord serait trop forte : il faut commencer par 1 décigramme ; mais on peut graduellement l'élever jusqu'à 6 et même plus.

On sait que dans ces cas Cottereau a employé avec succès les lavemens chloreux , et que MM. Trousseau et Boudin ont retiré de bons effets des lavemens avec l'azotate d'argent (1).

Quant au régime qui convient aux personnes affectées de dysenterie chronique , il faut qu'il se compose presque exclusive-

(1) M. Fave , qui a observé la dysenterie en Afrique , emploie un remède dont l'efficacité semble surpasser de beaucoup celle de toutes les préparations vantées jusqu'à ce jour comme spécifiques. M. le maréchal duc d'Isly a fait procéder à des expériences qui ont été fort heureuses , et l'Académie de médecine de Paris a approuvé ce nouveau mode de médication, dans un rapport très-honorable pour M. Fave. Voici en quoi consiste ce traitement , qui d'ailleurs est fort simple :

    Écorce de chêne vert ( écorce noire )........ ........ trois grammes.

    Partie spongieuse de l'églantier..................... un gramme.

    Scille en poudre................................... deux décigramme·.

    Vanille............................................... cinq centigrammes.

    Amidon.............................................. sept décigrammes.

Mêlez. — D. Trois à cinq grammes , deux fois par jour , que l'on prend avec les alimens. Un état fébrile , de vives douleurs , des évacuations nombreuses ne contre-indiquent pas, dit M. Fave, l'usage de ce remède. Il rapporte dix-neuf observations parfaitement concluantes en faveur de sa méthode.

ment d'alimens qui laissent peu de résidu et qui se digèrent avec facilité. Les panades faites avec la croûte de pain râpée, le poisson frit, les œufs frais et la viande blanche rôtie sont en général les mets qui leur passent le mieux. Viennent ensuite les fruits cuits et sucrés ( nous en exceptons les pruneaux ), les confitures douces, astringentes et non acides.

Il faut en général proscrire avec soin la soupe, les viandes noires, les ragoûts, le gibier, les crudités de toute espèce, les substances froides et acides, et même les fruits mucoso-sucrés, quelque mûrs qu'ils soient, parce qu'ils forment trop de résidu et qu'ils contiennent trop de particules aqueuses. Je sais que plusieurs auteurs recommandables, et notamment Tissot, ont professé une opinion contraire ; mais l'expérience que j'ai faite sur plusieurs malades et sur moi-même, en pareil cas, ne me permet pas d'être de leur avis, et de poser en principe que les bons fruits sont généralement utiles dans la dysenterie chronique.

Il faut avouer d'ailleurs que cette question du régime est la plus importante et ne peut être soumise à des règles invariables. On est quelquefois obligé de consulter en quelque sorte les caprices de l'estomac. J'ai vu des malades qui supportaient fort bien le laitage, d'autres à qui il était évidemment nuisible. Chez quelques-uns la viande de bœuf ou de mouton rôtie et le bouillon gras, quoiqu'ils laissent beaucoup de résidu, sont mieux supportés que tous les autres alimens. Cette circonstance s'observe surtout lorsque la dysenterie chronique est due à une mauvaise alimentation, à des causes débilitantes, ou à l'humidité. J'ai guéri des diarrhées chroniques chez des enfans scrofuleux ou lymphatiques tout simplement par un régime animalisé.

En général les fécules sont mal digérées, et produisent de mauvais effets. Cependant le peuple de nos contrées vante beaucoup la purée de fèves. C'est un mauvais moyen qui aggrave ordinairement le mal.

Les acides sont très-nuisibles aux personnes affectées de dysenterie chronique. Le sucre et les alcalins, au contraire, leur sont favorables. Il m'arrive assez souvent de sucrer leurs alimens et leurs boissons, même pendant les repas, et de leur faire manger, dans le courant de la journée, des morceaux de sucre en pain. Ce moyen produit toujours de l'amélioration lorsqu'il ne suffit pas pour guérir.

Je pourrais citer un assez grand nombre de cas dans lesquels les moyens précédemment indiqués m'ont été fort utiles ; mais, pour abréger ce travail déjà trop long, je me bornerai aux suivans :

*Obs.* 1re. — M. Barrière, marin, âgé de vingt-trois ans, contracta, à la Martinique, une dysenterie qu'il rapportait à l'usage immodéré des bananes. Pendant un mois qu'il habita cette île, son mal ne fit que s'aggraver, et, lorsqu'il s'embarqua pour revenir en France, il était dans un état déplorable. On sait qu'il n'y a pas de médecin à bord des navires marchands, en sorte que ce malheureux fut réduit à se traiter lui-même. Il eut assez de bon sens pour ne prendre que des lavemens mucilagineux et de l'eau de riz ; mais une nourriture malsaine rendait toute amélioration impossible. La traversée dura quarante-cinq jours ; ainsi, lorsque je le vis, il y avait près de trois mois qu'il était malade. Je le trouvai dans l'état suivant :

Émaciation qui va jusqu'au marasme ; pouls fréquent, petit et déprimé ; peau brûlante, d'une couleur terne et terreuse, livide autour des orbites et des ailes du nez ; langue rouge sur les bords, recouverte d'un enduit noirâtre vers le centre, sèche et râpeuse ; soif ardente. La région abdominale est sensible au toucher dans toute son étendue ; elle est rénitente et forme une concavité bien prononcée ; la peau en est brûlante, rugueuse, sillonnée de veines bleuâtres et proéminentes. Le foie, facile à circonscrire, paraît plus volumineux que de coutume ; il est douloureux à la pression ; la rate ne présente aucun changement notable ; vers la région iliaque gauche, la pression détermine une sensation douloureuse suivie de gargouillemens. On compte quinze à dix-huit selles dans les vingt-quatre heures ; les déjections se composent d'une matière très-liquide, d'un vert foncé, mêlée de stries sanguinolentes et recouverte d'écume. Chaque selle est précédée de coliques et de ténesme, et suivie de douleur et de chaleur à l'anus. Le malade a eu quelques vomissemens au début de la dysenterie ; actuellement il n'éprouve plus que des nausées, quelquefois des maux d'estomac et des défaillances. Les urines, comme presque toujours en pareil cas, sont rares, troubles et épaisses ; elles déposent un sédiment muqueux. Il n'y a pas de sommeil ; mais, lorsque vers le matin le malade s'assoupit un peu, les bras, la poitrine et le visage se couvrent d'une sueur visqueuse et abondante.

Cet état qui, comme on le voit, était compliqué de fièvre hecti-
que , me laissait peu d'espoir. Cependant je soumis immédiatement ce jeune homme au traitement déjà signalé (*tisane avec riz
torréfié , roses rouges et hydrochlorate de morphine , lavement
astringent et opiacé*, voyez les formules 2 et 3 ; *flanelle recouverte de taffetas gommé* ). Pour toute nourriture il prenait de la
crême de riz , la décoction blanche de Sydenham et de la gelée
de corne de cerf. Au bout de quinze jours , on pouvait déjà remarquer une grande amélioration. Il n'y avait plus que quatre
à cinq selles dans les vingt-quatre heures. La tisane astringente
et le lavement styptique n° 5 furent prescrits à la place des premiers, et l'on permit quelques légers alimens. Un mois après, les
déjections étaient dures et grisâtres , les épreintes avaient cessé,
les digestions se faisaient comme à l'état normal, enfin la convalescence était franche et complète, et, deux mois après son arri-
vée à Bordeaux , M. Barrière retournait à Saint-Laurent , son
pays natal, où il a complètement repris ses forces , son em-
bonpoint et sa santé.

Je crois que le changement de climat et le repos ont en partie opéré cette guérison presque inespérée. L'illustre Desge-
nettes raconte que quatre cents soldats de l'armée d'Égypte ,
depuis long-temps épuisés par la dysenterie , ayant été embar-
qués pour la France, étaient presque tous guéris en arrivant à
Malte , où le navire avait été obligé de relâcher. Mais on ne peut
ici s'empêcher de reconnaître combien a été favorable l'action des
remèdes. Il est probable que l'irritation intestinale n'eût pas dis-
paru sans les lavemens émolliens et narcotiques et la tisane mucilagineuse, et cette irritation eût peut-être emporté le malade.
Si l'on examine avec attention les phénomènes généraux , on
peut facilement se convaincre que déjà de nombreuses ulcérations avaient envahi les intestins, ce qui rendait le pronostic plus
fâcheux encore.

*Obs.* 2^me. — M. Godonné, âgé de quatre-vingt-deux ans ,
mais bien conservé et d'une forte constitution , fut atteint, à la
suite d'un vif chagrin occasionné par la mort de sa femme , de
douleurs abdominales violentes et de dysenterie. Il est utile de
noter qu'il habitait un rez-de-chaussée très-humide, et que sa
femme avait succombé à un érysipèle phlegmoneux de la jambe,
qui , malgré une médication énergique , passa rapidement à la

gangrène. Aussi l'irritation intestinale prit-elle, dès le début, une intensité peu commune et détermina-t-elle une réaction violente. Le pouls était dur et plein, la peau brûlante, la soif vive, la langue uniformément rouge ; il y avait de la céphalalgie. Pendant les trois premiers jours il y eut des vomissemens de mucus et de bile, et de la douleur à l'épigastre. Le ventre était ballonné, rénitent et sensible au toucher dans toute son étendue, mais particulièrement vers les régions épigastrique et ombilicale. Les premières selles étaient tellement rouges qu'on les eût dit composées de sang pur ; elles avaient la consistance de morceaux de chair nageant dans un mucus épais. Vers le troisième jour elles devinrent glaireuses et sanguinolentes, très-peu abondantes ; chaque fois elles s'accompagnaient d'épreintes atroces. Le malade se présentait au siége à chaque instant, et une nuit il eut jusqu'à cent quarante-sept garde-robes.

Malgré le grand âge de ce vieillard, l'humidité de son habitation et la tendance que pouvait avoir cette affection à revêtir un caractère typhoïde (opinion suffisamment autorisée par la marche qu'avait prise la maladie de sa femme), je débutai par une émission sanguine locale, et six sangsues furent appliquées à l'anus. Elles produisirent du soulagement. Le surlendemain on en appliqua six autres, et le malade fut mis à l'usage des lavemens laudanisés, de la tisane albumineuse et de la décoction blanche, ainsi que des bains de siége. Pendant quelques jours ce traitement fut assez heureux : il enleva la fièvre et diminua la fréquence des selles ; mais le ténesme et la douleur persistèrent et les déjections étaient toujours sanguinolentes. Alors je soumis ce vieillard à la médication que j'ai précédemment décrite ; l'amélioration fut lente ; le mal passa à l'état chronique ; l'habitation malsaine entretenait la dysenterie. Enfin après avoir fait usage de lavemens avec l'acétate de plomb (V. no 11), de préparations de tannin (V. no 5) et du décocté de Pringle (1), il se rétablit complètement. Il est juste de dire que le changement de saison et l'influence du temps favorisèrent beaucoup l'action des remèdes.

(1) Il se compose de lait de vache, de suif frais de mouton, d'amidon, et de sucre. — On pourrait peut-être avec avantage remplacer dans cette préparation le suif par la cétine, pourvu qu'elle ne fût pas rance.

## DEUXIÈME PARTIE.

*Considérations sur la dernière épidémie de cholérine qui a régné à Bordeaux.*

### Traitement de la cholérine par la quinine unie aux astringens.

Le terrible fléau qui ravagea l'Europe il y a quinze ans nous a laissé des traces de son passage, et la cholérine, quoiqu'elle n'en soit que le diminutif, est encore assez grave pour faire de nombreuses victimes et mériter toute l'attention des praticiens. Il n'est pas d'années où elle ne sévisse avec plus ou moins d'intensité et où elle ne frappe un grand nombre d'individus à la fois. On peut dire qu'elle est endémique dans nos contrées.

Cette affection, rarement mortelle chez les adultes, l'est très-souvent chez les enfans. Elle règne particulièrement en automne ; quelquefois elle commence au printemps, dure tout l'été et se prolonge jusqu'à l'hiver. L'année 1846 nous en a fourni un exemple. Les premiers cas que j'ai eu à traiter remontent au mois d'avril, et les derniers se sont manifestés au mois d'octobre.

Les enfans, surtout depuis l'âge d'un mois à six ans, ont succombé en grand nombre.

Les variations brusques de température doivent être considérées comme la cause déterminante la plus active de cette affection. L'humidité surtout de la nuit, dans une chambre basse et malsaine, et la mauvaise nourriture en favorisent beaucoup le développement. Chez les enfans à la mamelle, je crois avoir remarqué que la cholérine peut survenir à la suite des indigestions répétées que provoque une trop grande quantité de lait donnée coup sur coup et presque sans intervalle. A plus forte raison une nourriture peu proportionnée aux forces digestives, comme les alimens solides et notamment la soupe dont on a la mauvaise habitude de gorger les nouveau-nés, produit le même résultat. Elle est souvent occasionnée par la malpropreté et surtout l'humidité dans laquelle sont constamment plongés les enfans qu'on n'a pas le soin ou les moyens de changer de linge toutes les fois qu'ils se salissent. On peut encore regarder la dentition comme une des causes déterminantes les plus actives ; à cette époque la cholérine est beaucoup plus grave.

La cholérine débute ordinairement par des déjections séreuses très-abondantes ; elles ont une couleur d'un blanc grisâtre et une odeur fade *sui generis* ; leur fréquence et leur quantité peuvent être considérables dans un très-petit nombre d'heures. Quelquefois on voit surnager des flocons écumeux ou des grumeaux blancs et épais ; quelquefois une matière muqueuse adhère au fond du vase. Je n'ai jamais vu les selles rougeâtres ou sanguinolentes.

Cependant il arrive parfois, surtout chez les adultes, que les premières selles sont verdâtres ou jaunâtres, et assez épaisses ; mais elles prennent bientôt le caractère qui leur est propre.

Aux déjections alvines succèdent presque toujours des vomissemens de même nature. Il peut arriver que les vomissemens précèdent les selles et ouvrent la scène, surtout quand la maladie est occasionnée par une indigestion.

La petitesse et la fréquence du pouls, le refroidissement des extrémités, la rétraction de la région abdominale, la rareté des urines et la sécheresse de la peau constituent les autres symptômes. Dans les cas très-graves, ces phénomènes prennent une intensité considérable : les yeux s'enfoncent dans les orbites ; les ailes du nez et les lèvres bleuissent ; les membres se glacent et deviennent rigides comme dans le choléra asiatique ; l'amaigrissement est aussi prononcé que dans cette terrible affection. Aux mois d'août et septembre derniers, plusieurs enfans ont succombé de cette manière, et avec presque autant de rapidité que s'ils eussent été atteints du choléra asiatique.

Une circonstance particulière qui a signalé cette épidémie, c'est la marche rémittente qu'a prise la cholérine. Elle s'exaspérait à certaines époques, mais surtout la nuit, et ce redoublement dans les symptômes paraissait précédé de frisson, ou plutôt accompagné de fièvre algide. C'est ce qu'on pourra remarquer, si l'on parcourt les observations que je rapporte à la fin de ce mémoire.

Ordinairement cette affection est de courte durée ; il est rare qu'elle ne cède pas en deux ou trois jours ; mais quelquefois elle est remplacée par une diarrhée séreuse qui peut passer à l'état chronique. Dans les cas les plus graves, les vomissemens et les selles augmentent de fréquence ; la maladie revêt les caractères déjà décrits au chapitre des symptômes, et le petit malade succombe du troisième au huitième jour.

La diminution progressive des déjections, le retour de la chaleur à la peau, une moiteur générale, la largeur du pouls succé-

dant à sa petitesse , annoncent le retour à la santé. Le visage re-
prend son 'expression ; la pâleur livide des joues et le cercle noir
qui entourait les orbites et les ailes du nez disparaissent, et bientôt l'enfant se met en rapport avec les objets qui l'entourent ; il
demande des alimens que son extrême faiblesse rend nécessaires,
mais dont il faut savoir régler la quantité.

Le pronostic de la cholérine est d'autant plus grave, qu'elle
frappe des enfans plus jeunes , et que l'épidémie est plus ré-
pandue. Je ne l'avais jamais vue aussi meurtrière qu'elle l'a été
cette année à Bordeaux.

Le traitement de cette affection est assez simple, lorsqu'elle
est à la première période , et qu'elle n'est accompagnée d'aucune complication. La première indication consiste à rame-
ner la chaleur à la peau , en couvrant le malade de laine
et en lui donnant des infusions aromatiques chaudes , mais
pas trop abondantes. Lorsqu'il y a des vomissemens , je débute par une légère infusion de tilleul ou de mélisse ; je la
remplace par l'eau gommée , l'eau de riz chaude , quand les
vomissemens ont cessé. Les lavemens émolliens et légèrement
astringens sont utiles, puis les cataplasmes chauds sur le ventre
et les frictions sur la colonne vertébrale avec un morceau de flanelle préalablement réchauffée et imbibée d'une teinture aroma-
tique. Lorsque les déjections sont fréquentes, la décoction blanche et la crème de riz pourraient convenir comme légers analeptiques, car, il ne faut pas s'y tromper, rien n'épuise et ne dé-
bilite comme cette abondante évacuation de sérosité. Si l'on
trouvait un moyen sûr pour réparer les forces du malade avec
la même rapidité qu'elles s'anéantissent , le choléra serait bien
moins grave.

Les sirops mucilagineux et astringens, tels que ceux de gomme,
de roses , d'althæa , de consoude , etc., conviennent dans cette
période ; ils agissent aussi comme analeptiques. Ceux de cachou,
de quinquina , de ratanhia , de monésia , sont particulièrement
utiles , lorsque l'irritation de l'estomac est enlevée.

En général, les bains et les sangsues doivent être proscrits du
traitement de la cholérine, surtout chez les enfans. Ces moyens se-
raient d'autant plus nuisibles, qu'ils concourraient infailliblement
à la déperdition déjà trop rapide des forces. Quant aux bains,
j'ai eu plusieurs fois occasion d'en constater les inconvéniens.

Il est un ordre de moyens bien puissans dans cette affection : je veux parler des révulsifs cutanés. Les vésicatoires volans, appliqués sur les membres inférieurs surtout, produisent les meilleurs résultats et déterminent bien vite cette réaction vers la peau, qui est si favorable, et qui est bien certainement le moyen curatif le plus direct et le plus sûr. Ordinairement, pour éviter toute douleur, je ne fais appliquer qu'un seul vésicatoire à la fois, excepté dans des cas très-graves. Le lendemain on se contente de crever l'ampoule en plusieurs endroits et de la vider, sans enlever la peau mortifiée; puis on recouvre la surface d'une pièce de linge enduite de cérat. Ce révulsif, auquel beaucoup de praticiens renoncent chez les enfans, à cause de la douleur qu'il provoque, devient très-doux lorsqu'on le panse de cette manière. Je sais que l'on objectera que les vésicatoires agissent surtout par la douleur qu'ils occasionnent; mais, chez les jeunes enfans, cette douleur a aussi ses inconvéniens graves, à cause de l'influence qu'elle exerce sur les centres nerveux.

Quant à l'opium, je ne le prescris presque jamais aux enfans ; et, malgré ses propriétés astringentes, je crois qu'il est chez eux nuisible ou pour le moins inutile. Il n'en est pas de même des adultes, qui se trouvent fort bien des lavemens laudanisés ou composés avec l'extrait gommeux thébaïque ou le chlorhydrate de morphine.

Dans certains cas très-graves, les moyens précédens qui semblent rationnels ne suffisent plus, et il faut bien recourir à l'empirisme pour arracher le malade à une mort certaine. Depuis quelques années, j'ai employé chez les enfans avec le plus grand succès les lavemens de quinine unie à d'autres astringens. C'est ce que prouvent les observations suivantes que j'ai prises au milieu d'un grand nombre d'autres, et qui m'ont paru dignes de fixer l'attention des praticiens.

*Obs. Ire.* — Le jeune Julien, âgé de dix-huit mois, était atteint de la cholérine depuis deux jours, lorsque je fus appelé auprès de lui. Je prescrivis des boissons gommeuses, des lavemens amylacés et des cataplasmes émolliens. Ces moyens simples, secondés de la diète et des soins hygiéniques convenables, amenèrent une prompte amélioration, et l'enfant semblait jouir d'une heureuse convalescence, lorsque, dans la nuit du 18 août dernier, il fut pris des symptômes suivans : retour des vomissemens et des selles qui sont séreuses et abondantes ; froid glacial ; rétraction des parois abdominales ; pouls très-rapide, filiforme et irrégulier ; face cadavérique.

Je crus avoir affaire ou à un violent accès de fièvre algide, ou à un véritable cas de choléra asiatique , et cette dernière hypothèse était la plus probable.

Je prescrivis immédiatement des frictions avec un morceau de flanelle très–chaude , imbibée d'alcool ; l'application de quatre sinapismes , et autour du corps de bouteilles de grès remplies d'eau bouillante ; de temps en temps quelques gorgées d'infusion de tilleul et de feuilles d'oranger, administrées aussi chaudes que possible.

Puis je formulai la médication suivante , pour être mise en pratique le plus promptement possible.

Deux vésicatoires camphrés aux membres inférieurs.

Potion : Eau distillée de tilleul........
— — de fleurs d'oranger. } ãã 20 grammes.

Gomme arabique...............          2 grammes.

Sirop de roses rouges............
de grande consoude....... } ãã 12 grammes.

M.-T. — Par demi-cuillerée , toutes les heures.

Lavement : Cachou concassé............
Ratanhia..................... } ãã 8 grammes.

Faites bouillir pendant vingt minutes dans 600 grammes d'eau , passez et ajoutez :

Sulfate de quinine préalablement dissous dans S. Q. d'acide sulfurique alcoolisé , 50 centigrammes (1).

D. — A prendre en quatre fois à trois heures d'intervalle.

Frictions sur la région lumbo-dorsale avec l'alcoolat éthéré et camphré de quinine :

Alcool rectifié...................          60 grammes.

Éther sulfurique................ )
Camphre...................... } ãã 2 grammes.
Sulfate de quinine............. )

Acide sulfurique alcoolisé, Q. S. pour dissoudre le sulfate.

T. — Deux grammes en frictions toutes les trois heures (2).

(1) Chez les adultes j'ajoute à ce lavement deux centigrammes et demi d'extrait gommeux d'opium, et je le fais prendre en deux fois.

(2) Ce liniment peut remplacer avec avantage celui de Rosen , parce qu'il pos-

Le lendemain matin, mieux sensible ; il n'y a que trois selles dans la journée ; pas de vomissemens.

La nuit suivante, insomnie ; un peu d'agitation sur le matin. La peau est moite, le pouls plein et développé ; il y a eu quatre selles, dont une après l'administration du lavement. (Les autres doses ont été gardées long-temps.) Il est à remarquer qu'il n'y a point eu de frisson à l'heure présumée de la crise.

Continuation des mêmes moyens.

La journée suivante, l'amélioration fait des progrès rapides ; sur le matin, sommeil réparateur, retour des forces et du bien-être. Il n'y a eu que deux selles plus foncées et plus épaisses que les précédentes. On continue le lavement, dont on ne donne plus qu'une dose matin et soir. — Alimentation. A partir de cette époque, plus de diarrhée ; au bout de trois jours, rétablissement complet.

Y a-t-il quelque point de connexion, quelque analogie de nature entre la grippe et la cholérine ? L'expérience résoudra ce problème ; mais il est certain que ces deux affections règnent épidémiquement ensemble et semblent dues au même agent morbifique. On les observe quelquefois chez le même sujet ; c'est ce que prouve le fait suivant :

*Obs. II.* — La jeune Loze, âgée de deux ans, éprouvait depuis plusieurs jours une toux sèche, convulsive, avec rougeur des yeux et des paupières, coryza et un peu de fièvre le soir, accidens qu'on ne pouvait attribuer qu'à la grippe, épidémie qui régnait alors à Bordeaux en même temps que la scarlatine et la rougeole. Tout-à-coup, l'affection spéciale de la muqueuse gastro-pulmonaire cessa, ou plutôt se déplaça, pour se porter sur les intestins. Cette enfant fut prise, dans la nuit du 2 octobre dernier, d'une violente cholérine. Le lendemain matin je fus appelé ; je prescrivis la tisane de riz gommée, une potion avec l'eau de roses et le sirop de grande consoude, et des lavemens amidonnés. La

sède les mêmes propriétés révulsives et fortifiantes, et qu'il a de plus une vertu fébrifuge bien déterminée. J'ai guéri par ce seul moyen des fièvres intermittentes simples chez de jeunes enfans ; mais alors je fais réitérer les frictions, toutes les heures, le long de la colonne épinière et maintenir sur l'épigastre un morceau de flanelle imbibé de la solution. Il est à remarquer que chez les enfans à la mamelle la dose de l'éther est trop forte ; elle produirait une révulsion trop énergique : il faut la réduire à vingt gouttes.

nuit suivante, crise exactement semblable à celle qu'éprouva le
jeune Julien ; seulement la toux se renouvelle plus intense, et
l'enfant vomit une assez grande quantité de mucus évidemment
sécrété par les fosses nasales et les bronches. Même prescription
que pour le malade précédent. On rend la tisane pectorale et dia-
phorétique en y ajoutant une pincée de fleurs pectorales, et on
édulcore la potion avec les sirops de capillaire et de violettes. Le
résultat fut le même que chez l'enfant de Julien, mais il fut
moins prompt. La toux a persisté pendant plus d'un mois.

*Obs. III.* — L'enfant de Roussille, âgé de onze mois, était sous
l'influence d'une dentition difficile, lorsqu'il fut pris de la
cholérine. Cette affection acquit chez lui une gravité peu commune. Les selles étaient fréquentes, très-séreuses, précédées de
douleurs abdominales, suivies de défaillances. L'enfant éprouvait des nausées presque continuelles, et vomissait une matière
blanchâtre, assez analogue aux déjections alvines. La moindre
quantité de tisane ou de lait (il était allaité par sa mère, fort bonne
nourrice) était immédiatement rejetée. Il présentait en outre
les phénomènes suivans : pouls petit, concentré et très-accélé-
ré, 140 pulsations par minute, peau généralement froide
et jaunâtre, yeux enfoncés dans les orbites et entourés d'un
cercle noir, ailes du nez et lèvres retirées et bleuâtres, fa-
cies hippocratique. Les gencives des deux canines et des mo-
laires inférieures étaient dures et engorgées ; la muqueuse
buccale était pâle vers la voûte palatine, arborisée autour de
la langue et des gencives ; langue décolorée et recouverte d'un
enduit jaunâtre. Il y avait en outre de l'enchifrènement et une
petite toux sèche depuis plusieurs jours.

Après avoir immédiatement employé les moyens calorifiques
les plus actifs, je prescrivis deux vésicatoires aux membres inférieurs, une potion astringente avec l'eau distillée de tilleul, de
roses, àà 30 grammes ; le sirop de Tolu, de gomme, àà 12 grammes ; et le lavement astringent *ut suprà*, mais avec 30 centigrammes de sulfate de quinine seulement.

Cette médication produisit un soulagement presque inespéré,
car, de prime-abord, le cas paraissait mortel. Le soir même,
l'enfant commença à reprendre le sein ; il ne vomit plus le lait
ni la tisane ; les évacuations alvines diminuèrent aussi de fréquence et d'intensité. Ce traitement fut continué pendant plu-

sieurs jours, sans aucune modification ; on administrait dans les vingt-quatre heures un lavement divisé en six doses. Le huitième jour, les forces et la gaîté étaient revenues ; les selles avaient changé d'aspect, et leur expulsion ne paraissait plus précédée de tranchées. Je fis suspendre le lavement astringent, pour ne pas arrêter complétement la diarrhée et troubler ainsi le travail de la dentition, qui marcha dès lors avec rapidité. J'ai observé ce cas au mois de septembre dernier.

*Obs. IV.* — A la même époque, Marie Chatelain, âgée de trois ans, fut atteinte des mêmes accidens morbides. Chez elle la cholérine avait été précédée de cette affection catarrhale, *sui generis*, qu'on a désignée sous le nom de grippe. Bientôt plusieurs symptômes, qui avaient leur siége dans les intestins, masquèrent ceux qui avaient envahi les voies aériennes, et la toux devint moins douloureuse et moins fréquente. Chez cette enfant, d'ailleurs très-robuste, la cholérine débuta à la fois par des vomissemens opiniâtres et des selles abondantes, et un état inflammatoire qui me parut exiger avant tout une légère évacuation sanguine. Trois sangsues furent appppliquées aux cuisses. L'état du pouls, qui était dur et plein, la chaleur de la peau, la rougeur du visage et la réaction bien prononcée qui se manifestait vers le système circulatoire autorisaient cette médication, quoiqu'à cette époque la constitution médicale ne permit pas en général les soustractions sanguines.

La jeune malade fut immédiatement soulagée ; mais, la nuit suivante, il survint une sorte de crise convulsive assez semblable à celle du jeune Julien. Cet état fut suivi de réfrigération générale, de déjections alvines séreuses et abondantes, de faiblesse du pouls, de défaillances, etc. Les vomissemens avaient cessé. Je prescrivis aussitôt le lavement astringent et fébrifuge, administré de la même manière que dans les cas précédens, et le résultat fut le même. Les évacuations alvines diminuèrent de fréquence ; il n'y eut plus d'exaspération dans les symptômes, et les nuits furent tranquilles. Cependant la convalescence fut assez longue et la diarrhée persista quelque temps, ce que j'attribuai à l'humidité de la chambre qu'habitait la jeune malade. L'application de la flanelle sur la peau, l'usage de la tisane avec le riz torréfié et un régime bien entendu produisirent une guérison complète.

FIN.